38 Ricette Contro Il Cancro Al Colon:

Alimenti Pieni Di Vitamine Che Il Corpo Ha Bisogno Per Combattere Senza Usare Farmaci O Pillole

Di

Joe Correa CSN

COPYRIGHT

Questa pubblicazione è stata ideata per fornire Valori autorevoli ed accurate sull'argomento al quale è dedicata. E' messa in vendita con la piena consapevolezza che né l'autore, né l'editore intendono offrire consulenze di tipo medico. Se necessitate di consulenza sanitaria, consultate il vostro medico. Questo libro deve essere considerato come una guida e non deve essere usato in modo da recare danno, in qualsiasi modo, alla vostra salute. Consultate un medico prima di iniziare questo piano nutrizionale ed accertatevi che sia giusto per voi.

RINGRAZIAMENTI

Questo libro è dedicato a tutti i miei amici e famigliari che hanno avuto problemi di salute, sia leggeri che gravi, affinché possano trovare i rimedi giusti ed effettuare i necessari cambiamenti nella propria vita.

38 Ricette Contro Il Cancro Al Colon:

Alimenti Pieni Di Vitamine Che Il Corpo Ha Bisogno Per Combattere Senza Usare Farmaci O Pillole

Di

Joe Correa CSN

INDICE

SULL'AUTORE

Dopo anni di ricerca, sono sinceramente convinto degli effetti positivi che una corretta alimentazione può avere sul corpo e sulla mente. La mia formazione e la mia esperienza mi hanno aiutato a vivere in maniera più sana nel corso degli anni, e quello che ho imparato l'ho condiviso con la mia famiglia e con gli amici. Quanto più sarete informati sui benefici dell'alimentarsi e del bere in maniera sana, tanto più sarete invogliati a cambiare la vostra vita e le vostre abitudini alimentari.

L'alimentazione è una parte fondamentale per raggiungere l'obiettivo di una vita sana e longeva, perciò iniziate da subito. Il primo passo è il più importante ed il più significativo.

INTRODUZIONE

38 Ricette Contro Il Cancro Al Colon: Alimenti Pieni Di Vitamine Che Il Corpo Ha Bisogno Per Combattere Senza Usare Farmaci O Pillole

Di Joe Correa CSN

Il rischio di contrarre il cancro al colon è collegato a diversi fattori come l'età superiore ai 50 anni, la storia familiare, la genetica ereditata, una vita sedentaria, il diabete, l'obesità, l'alcol, il fumo e una dieta a basso contenuto di fibre e ad altro contenuto di grassi. Per prevenire il rischio del cancro al colon, il consumo di carne rossa e processata, cibi ad alto contenuto calorico o dolci, le farine raffinate come il pane bianco e i cibi fritti dovrebbero essere evitati. Alcuni modi di cucinare la carne aumentano anche il rischio di cancro. la carne che viene cotta ad alte temperature può essere cancerogena. Una dieta ricca di fibre, soprattutto quelle della frutta, verdure, cereali, come la farina e il pane sono protettive contro il cancro. il calcio e la vitamina D nei latticini abbassa il rischio di cancro e polipi. I cibi che sono pieni di antiossidanti stimolano il Sistema immunitario contro sostanze potenzialmente pericolose chiamate radicali liberi. Alcuni esempi di antiossidanti presenti nella frutta e verdure sono, il carotene, il beta-carotene e la luteina.

Studi dimostrano che l'acido folico aiuta a prevenire il cancro al colon. L'acido folico è il responsabile della formazione di nuovi tessuti cellulari oltre a mantenere I globuli rossi sani. Un esempio comune di verdure ricche di acido folico sono le verdure a foglia verde scura, specialmente gli spinaci. Gli agrumi contengono un alto contenuto di acido folico.

38 RICETTE CONTRO IL CANCRO AL COLON: ALIMENTI PIENI DI VITAMINE CHE IL CORPO HA BISOGNO PER COMBATTERE SENZA USARE FARMACI O PILLOLE

1.   Colazione con porridge al riso integrale

Il riso integrale contiene una grande quantità di fibre e selenio che riducono sostanzialmente il rischio di cancro al colon. Abbassa I livelli di colesterolo e contiene antiossidanti.

Ingredienti:

1 tazza di riso integrale cotto

1 tazza di latte a basso contenuto di grassi

1 Cucchiaio di lamponi

1 Cucchiaio di uvetta

1 Cucchiaio di mandorle

1 cucchiaino di cannella

1 Cucchiaio di miele

1 Uovo

¼ cucchiaino di estratto di vaniglia

1 Cucchiaio di burro

Preparazione:

Unire il riso integrale, il latte, I lamponi, la cannella e il miele. Far bollire. Ridurre la fiamma e far cuocere a fuoco lento per 20 minuti. Sbattere l'uovo e aggiungere l'estratto di vaniglia. Versare l'uovo nel riso un cucchiaio alla volta. Aggiungere il burro. Continuare a cuocere a fuoco basso per 2 minuti per ispessire il tutto. Rimuovere dai fornelli. Trasferire in un piatto da portata e cospargere dell'uvetta e delle mandorle e buon appetito!

Porzione da 148 g

Quantità per porzione:

Calorie 495 Calorie dai grassi 108

Grassi 12.0g

Grassi saturi 5.0g

Grassi insaturi 0.0g

Colesterolo 97mg

Sodio 77mg

Potassio 358mg

Carboidrati totali 86.9g

Fibre 4.6g

Zuccheri 11.8g

Proteine 10.9g

Vitamina A 6% • Vitamina C 2% • Calcio 7% •Ferro 14%

2. Frullato alla frutta

la società Americana per il cancro suggerisce almeno 5 porzioni di frutta al giorno per diminuire il rischio di cancro. In uno studio recente, l'estratto di frutti di bosco ha rallentato la crescita del cancro. Le fragole ed i lamponi hanno in particolare un effetto maggiore nel ridurre le cellule cancerogene.

Ingredienti:

1 Banana congelata, a fette

1 Kiwi

2 tazze di fragole congelate

1 tazza di lamponi

1 tazza di yogurt alla vaniglia

1/2 tazza di succo d'arancia

3 Cucchiai di miele

Preparazione:

Unire tutti gli Ingredienti in un mixer e mischiare il tutto per bene e buon appetito!

Porzione da 509 g

Quantità per porzione:

Calorie 362

Calorie dai grassi 21

Grassi 2.3g

Grassi saturi 1.3g

Grassi insaturi 0.0g

Colesterolo 7mg

Sodio 89mg

Potassio 807mg

Carboidrati totali 79.3g

Fibre 10.8g

Zuccheri 61.0g

Proteine 9.3g

Vitamina A 5% • Vitamina C 226% • Calcio 30% •Ferro 10%

3.   Omelette di Cavolo con funghi e formaggio

il consumo regolare di verdure crocifere come il cavolo è efficace ad abbassare il rischio di cancro. il composto biochimico che protegge dal cancro, il sulforafano, blocca gli enzimi che attraggono I carcinogeni nelle cellule sane. I ricercatori stimano che mangiare molte verdure crocifere potrebbe abbassare il rischio di cancro al seno e al colon del 40%.

Ingredienti:

1 tazza di cavolo, senza stelo

½ tazza di funghi Button, a metà

4 uova

1 Cucchiaio di Latte a basso contenuto di grassi

2 cucchiaini di burro

1/2 tazza Formaggio cheddar, a pezzi

1/8 cucchiaino Sale

1/8 cucchiaino di pepe

Preparazione:

In una media padella antiaderente, cuocere il cavolo in olio d'oliva per 5 minuti a temperatura media, o finché il cavolo è al dente. Trasferire in una ciotola. In un'altra ciotola, sbattere le uova e il latte fino ad unirli. Sciogliere il burro nella stessa padella a temperatura media. Aggiungere il miscuglio d'uova e cuocere per 6 minuti o finché sono quasi pronte. Guarnire con del formaggio. Cuocere finché il miscuglio di uovo è ancora umido ma non completamente raffermo. Aggiungere il cavolo su metà omelette. Condire con sale e pepe. Piegare a metà l'omelette con cura. Trasferire in un piatto da portata e buon appetito!

Porzione da 180 g

Quantità per porzione:

Calorie 297

Calorie dai grassi 198

Grassi 22.0g

Grassi saturi 11.1g

Grassi insaturi 0.0g

Colesterolo 368mg

Sodio 492mg

Potassio 380mg

Carboidrati totali 5.6g

Fibre 0.7g

Zuccheri 1.5g

Proteine 20.0g

Vitamina A 120% • Vitamina C 68% • Calcio 31% •Ferro 16%

4. Hamburger con fagioli rossi

uno studio ha dimostrato che consumare fagioli rossi reduce la probabilità di contrarre il cancro al colon. Le donne che hanno mangiato 4 o più porzioni di fagioli e altri legume ogni settimana hanno ridotto il loro rischio di contrarre il cancro al colon di 1/3. Il composto inositolo esafosfato che si trovata nei fagioli è efficace nel combattere il cancro.

Ingredienti:

4 panini integrali

1 lattina (675g) Fagioli rossi, scolati e schiacciati

1/2 tazza Quinoa cotta

2 Cucchiai di Peperone rosso, a dadini

1 Cucchiaio di Aglio, tritato

2 Cucchiai di Cipolla, tritata

1 Cucchiaio Basilico fresco

½ tazza di Semi di lino

½ cucchiaino di Sale

½ cucchiaino di Pepe

1 Cucchiaio di Olio d'oliva

Preparazione:

In una grande ciotola, unire tutti gli Ingredienti tranne l'olio d'oliva. Mischia usando le mani per incorporare tutti gli Ingredienti. Crea 4 hamburger. In una grande padella, a temperatura media, friggere gli hamburger in olio d'oliva. Cuocere finché entrambi I lati sono dorati. Rimuovere dalla padella e trasferire in un panino bianco.

Porzione da 197 g

Quantità per porzione:

Calorie 415

Calorie dai grassi 169

Grassi 18.8g

Grassi saturi 2.5g

Grassi insaturi 0.0g

Colesterolo 0mg

Sodio 596mg

Potassio 737mg

Carboidrati totali 47.0g

Fibre 12.7g

Zuccheri 6.9g

Proteine 12.9g

Vitamina A 82% • Vitamina C 388% •Calcio 6% •Ferro 60%

5. Salmone al forno

l'assunzione moderata di pesce grasso previene il cancro al colon per gli acidi grassi polinsaturi che hanno proprietà anti-infiammatorie.

Ingredienti:

1 ½ Cucchiaio di Olio extra vergine

4 filetti di salmone senza ossa, con pelle

1 Cucchiaio Timo fresco

Scorza di un limone

½ cucchiaino di sale Kosher

½ cucchiaino di pepe macinato

½ cucchiaino di succo di limone

Preparazione:

Preriscaldare il forno a 150°C. Oliare una piccola teglia con dell'olio. Posizionare i filetti di salmone, senza pelle in una piccolo ciotola, mischiare l'olio rimanente, la scorza di limone e il timo. Cospargere il miscuglio sul filetto di salmone. Condire con sale e pepe.

Infornare il salmone finché diventa opaco al centro, o per 17 minuti. Spruzzare del limone.

Porzione da 361 g

Quantità per porzione:

Calorie 476

Calorie dai grassi 199

Grassi 22.1g

Grassi saturi 3.2g

Grassi insaturi 0.0g

Colesterolo 157mg

Sodio 740mg

Potassio 1386mg

Carboidrati totali 1.2g

Fibre 0.7g

Proteine 69.3g

Vitamina A 7% • Vitamina C 2% • Calcio 15% • Ferro 23%

6. Tortilla di pollo e avocado

una dieta ricca di carne rossa aumenta il rischio di contrarre il cancro al colon per la sua abilità di creare sostanze tossiche nello stomaco. Mangiare carne magra come il pollo riduce il rischio di cancro al colon.

Ingredienti:

4 tortilla integrali

2 Cucchiai di cipolline, tagliate finemente a fette

1 Avocado, schiacciato

¾ tazza pollo già cotto, a pezzi

¾ tazza di Formaggio cheddar, grattugiato

Preparazione:

In una ciotola, mischiare il pollo, il formaggio, il rimo e gli avocado. Cospargere il miscuglio sulla tortilla. Creare un rotolo. In una padella, a temperatura media, scaldare l'olio d'oliva e posizionarlo su tutte e 4 le tortilla. Cuocere per 2 minuti finché il burro diventa dorato e il formaggio si è sciolto.

Porzione da 205 g

Quantità per porzione:

Calorie 462

Calorie dai grassi 317

Grassi 35.2g

Grassi saturi 13.5g

Grassi insaturi 0.0g

Colesterolo 85mg

Sodio 303mg

Potassio 661mg

Carboidrati totali 10.9g

Fibre 6.7g2

Zuccheri 0.7g

Proteine 27.9g

Vitamina A 14% • Vitamina C 18% • Calcio 33% • Ferro 8%

7.   Il tacchino al forno

Un'alternativa salutare al consumo di carne rossa e processata è quella di consumare carne magra come il tacchino. Il petto di tacchino contiene meno calorie e grassi di altri tagli di carne. Il tacchino è ricco di selenio che diminuisce il rischio di cancro al colon-retto.

Ingredienti:

1 Cucchiaio di Cipolla, tagliato grossolanamente

½ tazza di sedano, tagliato grossolanamente

½ tazza di Carote, tagliato grossolanamente

250 g. di filetto di tacchino

1/8 cucchiaino di sale Kosher

1/8 cucchiaino di Pepe

1/8 cucchiaino di pepe di Cayenna

1 cucchiaino di Burro

½ cucchiaino di rosmarino fresco

½ cucchiaino di salvia

Preparazione:

Preriscaldare il forno a 160°C.

In una padella, posizionare la cipolla, il sedano e la carota. In a piccola ciotola, unire il sale, il pepe, e il pepe di cayenna. Strofinare il miscuglio di sale e pepe sul tacchino. Posizionare il tacchino sulle verdure. In una padella, a temperatura media, sciogliere il burro e condire con rosmarino e salvia. Versare il burro sciolto sul tacchino. Infornarlo scoperto per 45 minuti o finché l'osso non è più rosa e I succhi scorrono in modo non chiaro. Rimuovere dal forno, trasferire in un piatto da portata e buon appetito!

Porzione da 186 g

Quantità per porzione:

Calorie 249

Calorie dai grassi 75

Grassi 8.3g

Grassi saturi 3.3g

Grassi insaturi 0.0g

Colesterolo 100mg

Sodio 288mg

Potassio 543mg

Carboidrati totali 4.3g

Fibre 1.4g

Zuccheri 1.9g

Proteine 37.1g

Vitamina A 97% • Vitamina C 5% • Calcio 3%   • Ferro 71%

8. Frullato di Avocado

L'Avocado è una fonte naturale di carotenoidi, vitamina E, luteina, glutinatone e acido oleico che combatte il cancro. ha un alto contenuto di fibre e acidi grassi salutari che sono essenziali per il prevenire il cancro al colon.

Ingredienti:

2 Avocado, senza nocciolo e a fette

1 tazza di Latte a basso contenuto di grassi

1 Cucchiaio Di miele

5 Cubetti di ghiaccio

Preparazione:

Buttare tutti gli Ingredienti in un mixer. Mischiare bene e buon appetito.

Porzione da 265 g

Quantità per porzione:

Calorie 166

Calorie dai grassi 21

Grassi 2.4g4%

Grassi saturi 1.5g

Colesterolo 12mg

Sodio 108mg

Potassio 377mg

Carboidrati totali 29.5g

Zuccheri 29.9g

Proteine 8.3g

Vitamina A 10% • Vitamina C 0%• Calcio 29% • Ferro 1%

9. Maccheroni cremosi e formaggio

studi dimostrano che il latte ed i formaggi sono ottimi con il cancro al colon. Il calcio sopprime la proliferazione di cellule tumorali contro il cancro al colon, promuove la differenziazione delle cellule terminali e induce l'apoptosi delle cellule tumorali del colon-retto.

Ingredienti:

1 tazza di maccheroni, non cotti

1 1/2 Cucchiaio di butto

1 ½ tazze di Formaggio cheddar

2 Uova sbattute

2 Cucchiai di farina

½ tazza di Cipolla, tritata

½ cucchiaino di Paprika

½ cucchiaino Noce moscata

1/2 cucchiaino di Sale

1 tazza di Latte a basso contenuto di grassi

1/2 cucchiaino Di mostarda

1/2 cucchiaino di pepe nero

Preparazione:

Bollire i maccheroni in una padella per circa 7 minuti o finché i maccheroni sono al dente. scolarli. In una padella media, a temperatura media, sciogliere il burro e lentamente aggiungere il latte. Aggiungere il formaggio, mescolare finché il formaggio si scioglie. Aggiungere le uova, la mostarda e la cipolla poi mescolare. Condire con paprika, noce moscata, sale, e pepe nero. Girare bene poi aggiungere I maccheroni scolati. Con cura, mescolare finché i maccheroni sono completamente coperti di salsa. Servire e buon appetito!

Porzione da 229 g

Quantità per porzione:

Calorie 492

Calorie dai grassi 261

Grassi 29.0g

Grassi saturi 17.2g

Grassi insaturi 0.0g

Colesterolo 188mg

Sodio 859mg

Potassio 332mg

Carboidrati totali 32.5g

Fibre 1.8g

Zuccheri 6.5g

Proteine 25.2g

Vitamina A 25% • Vitamina C 3% • Calcio 54% • Ferro 13%

10.   Yogurt ai mirtilli

Studi dimostrano che lo yogurt protegge dal cancro al colon-retto. I batteri pro biotici dello yogurt impediscono la crescita di patogeni. L'alto contenuto di fibre accelera il movimento dell'intestino e causa una rapida eliminazione delle scorie. Lo Yogurt è una buona risorsa di calcio e vitamina D entrambi essenziali nella prevenzione del cancro al colon.

Ingredienti:

4 tazze di Mirtilli

4 cucchiai di Succo di limone fresco

1 tazza Di miele

1/4 cucchiaino di Sale

1/4 cucchiaino di Cannella

2 tazze di yogurt bianco a basso contenuto di grassi

3/4 tazze di latte intero

Preparazione:

In una padella media, a temperatura media, unire I mirtilli, il succo di limone, il miele, il sale e la cannella. Mescolare finché gli Ingredienti sono ben mescolati. Rimuovere dai fornelli. Trasferire Il miscuglio di mirtilli in una grande ciotola. Schiacciare i mirtilli con una patata schiacciata durante la cottura. Raffreddare per 10 minuti. Aggiungere lo yogurt e il latte, mischiare bene finché sia completamente amalgamato. Far riposare il miscuglio in frigo. Mischiare lo yogurt di mirtilli nel contenitore per fare i gelati per 30 minuti. Servire e buon appetito.

Porzione da 414 g

Quantità per porzione:

Calorie 459

Calorie dai grassi 32

Grassi 3.6g

Grassi saturi 2.2g

Grassi insaturi 0.0g

Colesterolo 12mg

Sodio 259mg

Potassio 527mg

Carboidrati totali 102.0g

Fibre 3.8g

Zuccheri 95.3g

Proteine 9.9g

Vitamina A 2% • Vitamina C 52% • Calcio 28% • Ferro 14%

11.   Torta di fiocchi di mais e cioccolato

I cereali contengono fibre, le vitamine, I minerali e antiossidanti. Il consumo dei cereali aiutano il Sistema digestivo e riduce il rischio di cancro all'intestino.

Ingredienti:

3 tazze di fiocchi di mais

3 Cucchiai Di miele

100 g. di Burro

150g. cacao in polvere

Preparazione:

In una ciotola, sciogliere il cioccolato, lo sciroppo e il burro insieme, usando un forno a microonde. Aggiungere i corn flakes. Aggiungere il miscuglio in formine da 15 muffin. Tenere in frigo per far raffreddare il tutto.

Porzione da 132 g

Quantità per porzione:

Calorie 514

Calorie dai grassi 302

Grassi 33.6g

Grassi saturi 21.0g

Grassi insaturi 0.0g

Colesterolo 72mg

Sodio 402mg

Potassio 1318mg

Carboidrati totali 68.7g

Fibre 15.9g

Zuccheri 21.1g

Proteine 11.4g

Vitamina A 27% • Vitamina C 10% • Calcio 6% • Ferro 89%

12. Zuppa di Broccoli

studi dimostrano che i broccoli contengono isotiocianati, che sono efficaci nel combattere diversi tipi di cancro, ai polmoni, al seno e al colon. Apparentemente, blocca e rimuovere i geni mutanti associati con la crescita del cancro.

Ingredienti:

1/2 tazza di burro

1 cipolla, tagliata

2 tazze di Broccoli

½ tazza di Sedano

4 lattine (14.5) di brodo di pollo

300 g. di Formaggio cheddar

2 tazze di latte

1 Cucchiaio di aglio in polvere

2/3 tazza di amido di mais

Preparazione:

In una pentola, sciogliere il burro a temperatura media. Cuocere la cipolla nel burro finché è tenera. Aggiungere l broccoli e versare il brodo di pollo. Cuocere a fuoco lento per 15 minuti o finché i broccoli sono teneri. Abbassare il fuoco e aggiungere il formaggio a cubetti, il latte e l'aglio in polvere. Girare bene. In una piccola ciotola, sciogliere l'amido di mais in 1 tazza di acqua. Versare il miscuglio di amido nella zuppa. Mischiare di continuo finché la consistenza è spessa. aggiungere il sedano e cuocere per 2 minuti. Rimuovere dai fornelli e servire caldo.

Porzione da 464 g

Quantità per porzione:

Calorie 389

Calorie dai grassi 243

Grassi 27.0g

Grassi saturi 16.4g

Grassi insaturi 0.0g

Colesterolo 75mg

Sodio 1301mg

Potassio 451mg

Carboidrati totali 18.1g

Fibre 1.2g5%

Zuccheri 5.1g

Proteine 18.5g

Vitamina A 18% • Vitamina C 36% • Calcio 38% • Ferro 7%

13. Merluzzo e crema di spinaci

gli spinaci contengono una grande quantità di beta-carotene che aiutano a combattere il cancro al colon. Uno studio fatto da "alimentazione e cancro" dimostra che le persone che mangiano verdure cotte, come gli spinaci, una volta al giorno, abbassano il rischio di avere il cancro del 24%.

Ingredienti:

2 Filetti di Merluzzo

1 Cucchiaio di Olio d'oliva

1 cucchiaio di Burro

1/4 tazza di Cipolla, tagliata

1 Cucchiaio di Aglio, tritato

1/2 tazza di panna montata

1/8 cucchiaino di Noce moscata

1 Cucchiaio di timo, macinato

1/8 Sale

1/8 Pepe

Preparazione:

Strofinare il timo, il sale e il pepe sul merluzzo. In una padella, a temperatura media, cuocere il merluzzo in olio d'oliva per 7 minuti per lato o finché diventa dorato. Rimuovere dai fornelli e mettere da parte.

Bollire le foglie di spinaci in acqua e far cuocere per 5 minuti poi scolare. Asciugare le foglie con carta da cucina. Tagliare grossolanamente a pezzi. In una padella, a temperature medio-alta scaldare il burro e aggiungere l'aglio e la cipolla. Soffriggere finché l'aglio diventa dorato e la cipolla è traslucida. Versare la panna montata e mischiare. Aggiungere noce moscata, sale e pepe e mischiare. Cuocere finché il miscuglio inizia a bollire e si ispessisce. Aggiungere gli spinaci scolati. Abbassare il fuoco per rendere il liquido più cremoso. Trasferire in un piatto con il merluzzo. Servire immediatamente e buon appetito.

Porzione da 129 g

Quantità per porzione:

Calorie 430

Calorie dai grassi 400

Grassi 44.4g

Grassi saturi 21.0g

Colesterolo 97mg

Sodio 126mg

Potassio 160mg

Carboidrati totali 9.1g

Fibre 1.9g

Zuccheri 1.5g

Proteine 2.5g

Vitamina A 21% • Vitamina C 11% • Calcio 12% • Ferro 20%

14.   Pesce al vapore e cavolo cinese in salsa di ostriche

il cavolo cinese è pieno di vitamine, nutrienti e antiossidanti. Le verdure crocifere come il cavolo cinese abbassa il rischio di cancro al colon grazie ai glucosinolati che contiene, che si convertono in isotiocianati, composti che aiutano il corpo a combattere il cancro. I ricercatori stimano che mangiare molte verdure crocifere può abbassare il rischio di cancro al seno e al colon del 40%.

Ingredienti:

5 ciuffi di cavolo cinese

2 filetti di orata

½ tazza di salsa di ostriche

½ cucchiaino di zenzero, tritato

¼ cucchiaino di Olio d'oliva

1/4 cucchiaino di Sale

1/4 cucchiaino di Pepe

Preparazione:

In una piccola ciotola, unire l'olio d'oliva, lo zenzero, il sale e il pepe. Strofinare il pesce con questo miscuglio. Cuocere a vapore il pesce e il cavolo per 30 minuti.

Togliere il cavolo dalla cottura dopo 10 minuti. Trasferire in piatto da portata e cospargere con la salsa di ostriche.

Porzione da 36 g

Quantità per porzione:

Calorie 3

1 Calorie dai grassi 12

Grassi 1.3g

Colesterolo 0mg

Sodio 1456mg

Potassio 36mg

Carboidrati totali 4.5g

Proteine 0.6g

Vitamina A 0% • Vitamina C 0% • Calcio 1% • Ferro 2%

15.   Frullato di mele cioccolato e noci

studi dimostrano che le mele potrebbero prevenire il cancro grazie ai tanti antiossidanti e flavonoidi presenti nelle bucce.

Ingredienti:

3 mele, tagliate

1 tazza di latte di mandorle

1 Cucchiaio di Noci, macinate

½ cucchiaino di cacao il polvere

Preparazione:

Buttare tutti gli Ingredienti in un frullatore. Frullare bene e buon appetito!

Porzione da 274 g

Quantità per porzione:

Calorie 475

Calorie dai grassi 284

Grassi 31.6g49%

Grassi saturi 25.5g

Grassi insaturi 0.0g

Colesterolo 0mg

Sodio 21mg

Potassio 705mg

Carboidrati totali 53.5g

Fibre 11.1g4

Zuccheri 38.9g

Proteine 4.7g

Vitamina A 0% • Vitamina C 48% • Calcio 2%   • Ferro 20%

16. Crescione fritto in aglio and cipolla

Il consumo di aglio e cipolla abbassa in modo significativo l'uso dell'aglio. Contiene anche degli anti-batterici naturali, e proprietà anti-virali, anti-fungali e anti-infiammatori.

Ingredienti:

100 g. crescione

1 tazza di funghi Shiitake

2 Cucchiai di Aglio

2 Cucchiai di Cipolla

1 Cucchiaio di salsa di ostriche

1 Cucchiaio di Olio d'oliva

1/8 cucchiaino di Pepe

Preparazione:

In una padella, a fuoco medio, soffriggere l'aglio e la cipolla in olio d'oliva. Cuocere finché l'aglio è leggermente dorato e le cipolle sono traslucide. Aggiungere la salsa di ostriche, il crescione e I funghi shiitake. Coprire con un coperchio per 5 minuti. Rimuovere il coperchio e guarnire con pepe.

Porzione da 274 g

Quantità per porzione:

Calorie 475

Calorie dai grassi 284

Grassi 31.6g49%

Grassi saturi 25.5g

Grassi insaturi 0.0g

Colesterolo 0mg

Sodio 21mg

Potassio 705mg

Carboidrati totali 53.5g

Fibre 11.1g

Zuccheri 38.9g

Proteine 4.7g

Vitamina A 0% • Vitamina C 48% • Calcio 2% •Ferro 20%

17.   Pollo al curry

La bassa incidenza di cancro all'intestino è associate con una dieta ricca di curcuma, usata nei piatti al curry. Il suo compost natural, la curcuma, è un potente anti-ossidante e agente anti-cancerogeno. Inibisce il progresso della carcinogenesis nei vari stage.

Ingredienti:

400 g. di Pollo, tagliato a cubetti

2 tazze di papaya

5 tazze di Brodo di verdure

1 Cucchiaio di Aglio

1 Cucchiaio di Cipolla

1 cucchiaino di curcuma

1/2 Cucchiaio di Curry

1 Cucchiaio di zenzero

1/8 cucchiaino di Sale

1/8 cucchiaino di Pepe

Preparazione:

In una pentola, a temperatura media, soffriggere l'aglio, la cipolla e lo zenzero. Cuocere l'aglio finché diventa dorato, la cipolla è traslucida e lo zenzero è fragrante. Aggiungere il pollo. Cuocere per 10 minuti finché diventa dorato. Aggiungere il brodo di verdure, la curcuma, il curry in polvere e la papaya. Aggiungere e poi ridurre il fuoco e continuare a cuocere per 5 minuti o finché la papaya diventa tenera. Condire con sale e pepe. Rimuovere dai fornelli e trasferire in una ciotola.

Porzione da 215 g

Quantità per porzione:

Calorie 329

Calorie dai grassi 59

Grassi 6.6g

Grassi saturi 1.8g

Colesterolo 154mg

Sodio 276mg

Potassio 488mg

Carboidrati totali 5.5g

Fibre 1.3g

Proteine 58.8g

Vitamina A 1% • Vitamina C 4% • Calcio 5% •

Ferro 17%

18. Frullato di fragole e banane

I semi di lino sono uno dei cibi più efficaci contro il cancro al colon. Ha un alto contenuto di fibre, grassi omega 3, e lignina. Rispetto ad altri cibi contiene la quantità più alta di lignina. Studi dimostrano che la lignina riduce la grandezza del tumore.

Ingredienti:

4 tazze di fragole congelate

1 Banana

1 cucchiaino di Semi di lino

1 tazza di yogurt di vaniglia a basso contenuto di grassi

Preparazione:

Buttare tutti gli Ingredienti in un mixer. Frullare bene e buon appetito!

Porzione da 363 g

Quantità per porzione:

Calorie 159

Calorie dai grassi 5

Grassi 0.6g

Grassi insaturi 0.0g

Colesterolo 0mg

Sodio 1mg

Potassio 221mg

Carboidrati totali 39.8g

Fibre 7.9g

Zuccheri 25.1g

Proteine 0.9g

Vitamina A 1% • Vitamina C 189% • Calcio 4% • Ferro 11%

19.   Quinoa con mandorle e mirtilli

La Quinoa è una risorsa eccellente di fibre per il colon. Ha molte proteine, minerali e amminoacidi essenziali

Ingredienti:

1 tazza di Quinoa, sciacquata e tenuta a mollo per la notte

1/2 tazza di mandorle, senza guscio

1/2 tazza di mirtilli secchi

1 cucchiaino di Olio d'oliva

2 tazze Brodo di verdure

1/2 cucchiaino di Sale

1 bastoncino di Cannella

Preparazione:

Sciacquare la quinoa per rimuovere la parte tossica e scolare.

In una padella, a temperatura media, tostare le mandorle a fette in olio d'oliva finché diventa dorato. Rimuovere dai fornelli e mettere da parte. Posizionare la quinoa in padella, mischiare e tostare finché diventa secca. Aggiungere il brodo di verdure, il sale, la cannella e i mirtilli. Coprire con un coperchio, far bollire poi cuocere a fuoco lento e cuocere per 10 minuti finché tutto il liquido viene assorbito. Rimuovere dai fornelli e far riposare coprendo il tutto. Gonfiare con una forchetta e servire.

Porzione da 149 g

Quantità per porzione:

Calorie 491

Calorie dai grassi 175

Grassi 19.5g

Grassi saturi 1.8g

Grassi insaturi 0.0g

Colesterolo 0mg

Sodio 586mg

Potassio 681mg

Carboidrati totali 64.9g

Fibre 9.8g3

Zuccheri 4.6g

Proteine 17.3g

Vitamina A 0%•Vitamina C 10%•Calcio 10%•Ferro 29%

20. Sandwich veloce e facile con avocado e pomodori

L'Avocado è ricco di agenti contro il cancro, di carotenoidi, presenti nella parte verde scura vicina alla buccia.

Ingredienti:

2 fette di pane integrale

2 Cucchiai di Avocado, schiacciato

1 piccolo pomodoro, finemente a fette

Preparazione:

Cospargere l'avocado su due fette di pane, creare uno strato con pomodori, coprire con un'altra fetta di pane e poi buon appetito!

Porzione da 165 g

Quantità per porzione:

Calorie 192

Calorie dai grassi 51

Grassi 5.6g

Grassi saturi 1.2g

Grassi insaturi 0.5g

Colesterolo 0mg

Sodio 270mg

Potassio 443mg

Carboidrati totali 28.2g

Fibre 6.1g

Zuccheri 5.6g

Proteine 8.4g

Vitamina A 16% • Vitamina C 24% • Calcio 7% • Ferro10%

21. Kebab con mostarda

Le foglie di mostarda sono piene di vitamine, minerali, amminoacidi essenziali e antiossidanti. Reduce il rischio di cancro al colon grazie ai glucosinalati che producono isotiocinati, che sono molto potenti per combattere il cancro.

Ingredienti:

500g di manzo Macinato

1 tazza di foglie di mostarda, tritata

1 Cucchiaio di Cipolla

1/8 cucchiaino di pepe

1/2 Cucchiaio di coriandolo

1/2 Cucchiaio di cumino

1 Cucchiaio di Burro

1/8 cucchiaino di Olio d'oliva

Sale e pepe q.b.

Preparazione:

Scaldare il forno a 160°C.

In una ciotola, unire la carne, le foglie di mostarda tritata, la cipolla, il coriandolo, il cumino, il pepe, e il sale. Impastare con le mani e creare 4 kebab a forma di rettangolo. Coprire i kebab con olio d'oliva usando un pennello. grigliare in forno per 15 minuti.

Porzione da 264 g

Quantità per porzione:

Calorie 526

Calorie dai grassi 198

Grassi 22.0g

Grassi saturi 9.6g

Colesterolo 239mg

Sodio 208mg

Potassio 1045mg

Carboidrati totali 1.2g

Proteine 76.3g

Vitamina A 4% • Vitamina C 1% • Calcio 2% • Ferro 267%

22.   Tortilla di Pollo con cavolo nero

il consumo di cavolo nero riduce il rischio di cancro al colon. Contiene 4 proprietà che aiutano a prevenire il cancro che derivano dai glucosinolati.

Ingredienti:

4 tortilla integrali

200 g. di pollo cotto, a strisce

½ tazza di cavolo nero, al vapore

1/2 tazza di Formaggio cheddar, grattugiato

½ Cucchiaio di Cipolla

1 1/2 Cucchiaio di maionese light

1 cucchiaino di mostarda Dijon

1/8 cucchiaino di Sale

1/8 cucchiaino di Pepe

½ cucchiaino di zucchero

Preparazione:

In una ciotola, unire tutti gli Ingredienti eccetto il pollo poi mischiare bene. Aggiungere il miscuglio e cospargere sulla tortilla. Fare uno strato con le strisce di pollo e il formaggio. Arrotolare le tortilla e buon appetito!

Porzione da 157 g

Quantità per porzione:

Calorie 318

Calorie dai grassi 146

Grassi 16.2g

Grassi saturi 7.4g

Grassi insaturi 0.0g

Colesterolo 110mg

Sodio 495mg

Potassio 224mg

Carboldrali totali 5.1g

Fibre 0.5g

Zuccheri 2.0g

Proteine 36.5g

Vitamina A 14% • Vitamina C 6% • Calcio 23% • Ferro 7%

23. Verdure al vapore

I broccoli sono la verdure migliore per prevenire il cancro. I broccoli crudi contengono diindolilmetano e sulforafano che sono due degli agenti in natura anti-cancerogeni. I broccoli leggermente cotti sono di beneficio al colon.

Ingredienti:

2 tazze di Broccoli, a metà

¾ tazza di Zucchine, tagliate finemente a fette

½ tazza di Peperone rosso, tagliato finemente a fette

½ tazza di carote, tagliate finemente a fette

2 tazze di acqua

1/8 cucchiaino di Sale

1/8 cucchiaino di Pepe

½ cucchiaino di aglio in polvere

1 cucchiaino di olio di sesamo

Preparazione:

In una grande ciotola di ceramica, aggiungere i broccoli, le zucchine, il peperone rosso e le carote. Aggiungere l'acqua e cospargere dell'olio di sesamo. Coprire con un piatto di ceramica. Scaldare in microonde per 4 minuti. Rimuovere il coperchio attentamente e poi aggiungere il sale e il pepe.

Porzione da 268 g

Quantità per porzione:

Calorie 48

Calorie dai grassi 16

Grassi 1.8g

Grassi insaturi 0.0g

Colesterolo 0mg

Sodio 137mg

Potassio 333mg

Carboidrati totali 7.2g

Fibre 2.4g

Zuccheri 2.5g

Proteine 2.3g

Vitamina A 70% • Vitamina C 100% • Calcio 4% • Ferro 4%

24. Pollo grigliato

il cancro al colon si può prevenire evitando di mangiare carne rossa. Un sostituto salutare è quello di consumare della salutare carne Bianca di pollo. Il consumo di pollo riduce il rischio di cancro al colon-retto.

Ingredienti:

400 g di filetti di petto di Pollo

1 cucchiaino di Timo fresco

1 Cucchiaio di Aglio

½ cucchiaino di Origano

½ cucchiaino di pepe macinato

½ cucchiaino di sale Kosher

6 Cucchiai di Olio d'oliva

Preparazione:

In una busta di plastica, unire tutti gli Ingredienti eccetto il pollo, mischiare bene. Aggiungere il pollo nella busta di plastica e poi tenere in frigo per 1 ora. Scaldare la griglia a 180°C. Oliarla con olio d'oliva. Posizionare il pollo sulla griglia. Grigliare per 8-12 minuti per lato. Trasferire in un piatto da portata e buon appetito!

Porzione da 168 g

Quantità per porzione:

Calorie 500

Calorie dai grassi 342

Grassi 38.0g58%

Grassi saturi 6.7g

Colesterolo 119mg

Sodio 503mg

Potassio 347mg

Carboidrati totali 1.5g

Proteine 38.9g

Vitamina A 2% • Vitamina C 2% • Calcio 4% • Ferro 13%

25.   Tacos con salsa, Aglio e funghi

diversi studi dimostrano che i funghi hanno diversi composti con proprietà anti-cancerogene, come le lenticchie, la lentina e diversi veta-glucani. I funghi contengono proprietà anti-infiammatorie e anti-virali, che riducono il colesterolo e proprietà che migliorano il Sistema immunitario.

Ingredienti:

¾ tazza di funghi Crimini, tritati

6 tazze di lattuga, a pezzi

1 Avocado, tagliato

3 Cucchiai di Cipolla

3 Cucchiai di Aglio

1 Cucchiaio di Olio d'oliva

1 tazza di carne macinata di manzo

½ tazza di pepe rosso

1/2 cucchiaino di foglie di timo

1/2 cucchiaino di foglie di Origano

1/2 cucchiaino di mostarda Macinata

2 Cucchiai di salsa di pomodoro

1 lattina di pomodori a dadini

1/2 tazza di Formaggio cheddar, a pezzi

1/4 tazza di coriandolo fresco, tagliato

Preparazione:

Frullare la cipolla, l'aglio e i funghi in un mixer. Frullare bene finché il tutto è finemente tagliato. In una grande padella anti-aderente, a fuoco medio-alto, scaldare l'olio e soffriggere la carne macinata per 5 minuti o finché è dorata. Aggiungere il miscuglio di funghi, l'origano, il timo, la mostarda e il pepe rosso. Cuocere per 5 minuti o finché il tutto si intenerisce. Aggiungere i pomodori e la salsa. Cuocere a fuoco lento finché il tutto si ispessisce o per 10 minuti. Dividere la lattuga in modo uniforme tra i 4 piatti. Guarnire con miscuglio di carne, formaggio, avocado e coriandolo.

Porzione da 267 g

Quantità per porzione:

Calorie 308

Calorie dai grassi 221

Grassi 24.6g

Grassi saturi 7.4g

Grassi insaturi 0.0g

Colesterolo 20mg

Sodio 142mg

Potassio 789mg

Carboidrati totali 17.8g

Fibre 6.7g

Zuccheri 4.7g

Proteine 8.4g

Vitamina A 25% • Vitamina C 94% • Calcio 18% • Ferro 25%

26.   Sandwich al pollo con insalata con pane integrale

Studi dimostrano che le persone che mangiano pollo diverse volte a settimana, diminuiscono il rischio di sviluppare polipi pre-cancerogeni nel colon e l'occorrenza di tumori maligni.

Ingredienti:

4 fette di pane integrale

2 petti di pollo cotti, a pezzi

1 gambo di sedano

2 Cucchiai di Cipolla

1 tazza di Sedano, tagliato

1 1/2 tazza di maionese

2 Cucchiai di Succo di limone fresco

1/8 cucchiaino di Sale

1/8 cucchiaino di Pepe

1 Cucchiaio di prezzemolo fresco

1 Cucchiaio di aneto

Preparazione:

In una ciotola media, mischiare tutti gli Ingredienti. Aggiungere un cucchiaio o due su una fetta di pane, coprire con un'altra fetta e buon appetito!

Porzione da 144 g

Quantità per porzione:

Calorie 160

Calorie dai grassi 20

Grassi 2.2g

Grassi saturi 0.6g

Grassi insaturi 0.5g

Colesterolo 0mg

Sodio 467mg

Potassio 389mg

Carboidrati totali 27.2g

Fibre 5.3g

Zuccheri 4.7g

Proteine 8.3g

Vitamina A 10% • Vitamina C 21% • Calcio 12% • Ferro 13%

27. Merluzzo al forno su patate dolci, carote e piselli

il merluzzo è una fonte importante di vitamine minerali come la vitamina B-6, la vitamina B-12, la vitamina D, il fosforo, il potassio e il selenio. Studi dimostrano che il merluzzo previene il cancro al colon, inibendo la metastasi delle cellula cancerogene, grazie all'alto contenuto di acidi grassi presenti nel pesce.

Ingredienti:

4 filetti di merluzzo

1 Cucchiaio di Olio d'oliva

1 Cucchiaio di Cipolla, tagliata

1 Cucchiaio di Aglio, tritato

1/2 tazza di olive nere, senza osso

3/4 tazza di vino bianco

3/4 tazza di pomodori ciliegini, tagliati in 4 parti

1 limone, senza buccia e strizzato

2 grandi patate, sbucciate e tagliate

1 tazza di carote, tagliate finemente a fette

1/4 tazza di piselli

1/4 tazza di foglie di Basilico

Preparazione:

Preriscaldare il forno a 200°C

In una piccola padella, soffriggere aglio e cipolla in olio d'oliva finché l'aglio diventa leggermente dorato e la cipolla è traslucida. Aggiungere il Pomodoro, le carote e I piselli e le foglie di basilico. Mischiare e abbassare la fiamma. Cuocere a fuoco lento per 10 minuti. Posizionare il merluzzo in una grande teglia. Aggiungere vino e olive. Aggiungere l'aglio cotto, la cipolla, i pomodori, le carote e i piselli intorno al merluzzo. Aggiungere il succo di limone e la buccia. Condire con prezzemolo, sale e pepe. Infornare per 20 minuti o finché il pesce è croccante. Servire e buon appetito!

Porzione da 434 g

Quantità per porzione:

Calorie 323

Calorie dai grassi 67

Grassi 7.5g11%

Grassi saturi 1.1g

Grassi insaturi 0.0g

Colesterolo 0mg

Sodio 242mg

Potassio 1337mg

Carboidrati totali 50.0g

Fibre 8.8g

Zuccheri 7.1g

Proteine 6.0g

Vitamina A 136% • Vitamina C 105% • Calcio 8% • Ferro 15%

28.   Involtini primavera fritti con moringa oleifera

La moringa oleifera anche chiamata "l'albero dei miracoli" perché quasi tutta la pianta, dalle radici alle foglie contengono proprietà anticancerogene, epatoprotettive, ipoglicemiche, anti-infiammatorie, antibatteriche, antifungali, antivirali.

Ingredienti:

500 g. carne macinata di maiale

½ tazza di cipollotti

1 tazza di carote, tritate

1/2 tazza di Cipolla, tritata

2 Uova

1 ½ cucchiaino di Sale

2 cucchiaino di Aglio in polvere

¼ tazza di Prezzemolo, tritato

1 tazza di foglie di Moringa oleifera, tritate

½ cucchiaino di pepe nero macinato

30 pezzi di rotoli per involtini primavera

4 tazze di olio vegetale

Preparazione:

In una ciotola, unire tutti gli Ingredienti. Mischiare bene. Aggiungere 1 ½ cucchiaio di miscuglio di maiale negli involtini primavera e chiudere il tutto. Scaldare l'olio della cottura in una grande padella. Friggere gli involtini per 10-12 minuti o finché diventano dorati. Rimuovere dall'olio in eccesso, posizionando su un piatto da portata su un fazzoletto. Condividete e buon appetito!

Porzione da 122 g

Quantità per porzione:

Calorie 619

Calorie dai grassi 578

Grassi 64.2g

Grassi saturi 12.8g

Grassi insaturi 0.0g

Colesterolo 49mg

Sodio 284mg

Potassio 211mg

Carboidrati totali 1.9g

Zuccheri 0.8g

Proteine 10.4g

Vitamina A 29% • Vitamina C 5% • Calcio 1% • Ferro 4%

29. Frullato di pomodoro

I pomodori contengono degli antiossidanti naturali, il licopene, che riduce la probabilità di cancro allo stomaco. E' anche ricco di beta-carotene, vitamina A e vitamina C.

Ingredienti:

6 pomodori medi, in 4

1 tazza di carote, tagliate

1 gambo di Sedano, tagliato

2 Cucchiai di Succo di limone fresco

2 Cucchiai Di miele

Preparazione:

Congelare I pomodori tagliati e le carote per un ora. Gettare tutti gli Ingredienti in un mixer e frullare bene. Versare in bicchieri spessi e mangiateli freschi!

Porzione da 313 g

Quantità per porzione:

Calorie 105

Calorie dai grassi 5

Grassi 0.6g

Grassi insaturi 0.0g

Colesterolo 0mg

Sodio 44mg

Potassio 735mg

Carboidrati totali 25.1g

Fibre 4.0g1

Zuccheri 20.1g

Proteine 2.6g

Vitamina A 164% • Vitamina C 68% • Calcio 4% • Ferro 5%

30. Crostata di marmellata di frutti di bosco

I frutti di bosco sono efficaci nella prevenzione del cancro al colon perché contengono dei potenti anti-ossidanti che provocano l'apoptosi tra le cellule cancerogene.

Ingredienti:

1 tazza di Mirtilli

½ tazza di lamponi

4 grandi uova

3/4 tazze di Latte a basso contenuto di grassi

1 cucchiaino di estratto di vaniglia

1/2 tazza di zucchero

25gm di crostata già pronta

Preparazione:

Preriscaldare il forno a 160°C.

In una ciotola media, unire l'uovo, lo zucchero, il latte e la vaniglia. Sbattere bene. Coprire il fondo della crostata con i frutti di bosco. Versare il miscuglio con l'uovo in cima. Infornare finché in centro è cotto per circa 40-45 minuti.

Rimuovere dal forno e raffreddare a temperatura ambiente. Servire e buon appetito!

Porzione da 231 g

Quantità per porzione:

Calorie 288

Calorie dai grassi 68

Grassi 7.5g

Grassi saturi 2.5g

Colesterolo 251mg

Sodio 121mg

Potassio 251mg

Carboidrati totali 46.5g

Fibre 2.5g

Zuccheri 42.9g

Proteine 11.1g

Vitamina A 9% • Vitamina C 22% •Calcio 11% • Ferro 11%

31. Pollo fritto con mix di peperoni

I peperoni, specialmente il peperone rosso, contengono molti carotenoidi, licopene e beta-carotene che aiutano a ridurre il rischio di cancro al colon e la crescita di polipi. E' anche un'ottima risorsa di N-acetilcisteina (NAC), un composto naturale che ha proprietà anti-cancerogene.

Ingredienti:

2 petti di pollo senza ossa e pelle, tagliati a strisce

1 Peperone rosso, senza semi, tagliato a strisce

1 peperone giallo, senza semi, tagliato a striscioline

1 peperone verde, senza semi, tagliati a strisce

2 cucchiaini di zenzero, tritato

1 Cucchiaio di Aglio, tritato

1 Cucchiaio di Cipolla, tritata

1 Cucchiaio salsa di pesce

2 Cucchiai di Olio d'oliva

½ cucchiaino di olio di sesamo

Preparazione:

In una padella media, soffriggere la cipolla e l'aglio in olio d'oliva finché la cipolla è traslucida e l'aglio diventa leggermente dorato. Soffriggere il pollo finché è cotto totalmente o per 3-4 minuti. Aggiungere il pepe, lo zenzero, e la salsa di pesce.

Porzione da 239 g

Quantità per porzione:

Calorie 204

Calorie dai grassi 141

Grassi 15.7g

Grassi saturi 2.2g

Colesterolo 0mg

Sodio 701mg

Potassio 488mg

Carboidrati totali 16.6g

Fibre 3.1g

Zuccheri 5.1g

Proteine 3.0g

Vitamina A 48%•Vitamina C 559% • Calcio 4% • Ferro 7%

32.   Frullato di carota, zenzero e curcuma

La curcuma e lo zenzero sono noti per diminuire il rischio di formazione di polipi nel colon grazie ai sui ingredienti principali, il curcumino che è un potente antiossidante.

Ingredienti:

2 tazze di carote

1 grande Banana

½ Cucchiaio di zenzero

¼ cucchiaino di curcuma, macinata

1 tazza di latte di mandorle

3 Cubetti di ghiaccio

Preparazione:

Unire tutti gli Ingredienti in un frullatore e frullare bene. Servire freddo.

Porzione da 300 g

Quantità per porzione:

Calorie 387

Calorie dai grassi 260

Grassi 28.9g

Grassi saturi 25.5g

Grassi insaturi 0.0g

Colesterolo 0mg

Sodio 95mg

Potassio 936mg

Carboidrati totali 34.1g

Fibre 7.3g

Zuccheri 17.8g

Proteine 4.5g

Vitamina A 368% • Vitamina C 27% • Calcio 6% • Ferro 15%

33. Zuppa di cavolo

il composto di sinigrina nel cavolo contiene allyl-isothiocyanate, o AIC che ha dimostrato capacità di ridurre il cancro alla vescica, alla prostate e al colon. È molto ricco di fibre che controllano I livelli di colesterolo.

Ingredienti:

1 grande testa di cavolo, tagliata

5 Carote, tagliate

1 tazza di Cipolle, tagliate

 2 (480g) lattine di pomodori interi pelati

5 tazze di brodo di manzo

1 ½ tazza fagiolini, a fette da 2,5 cm

 1 ½ tazza di salsa di pomodoro

2 peperoni Verdi, a dadini

10 gambi di Sedano, tagliati

Preparazione:

In una grande pentola, unire il cavolo, le carote, le cipolle, I pomodori, I fagiolini il pepe e il sedano. Aggiungere la salsa di Pomodoro e il brodo di manzo. Aggiungere abbastanza acqua da coprire le verdure. Cuocere a fuoco lento finché le verdure sono tenere o per circa 10-15 minuti. Mangiatelo caldo!

Porzione da 252 g

Quantità per porzione:

Calorie 47

Calorie dai grassi 4

Grassi 0.4g

Grassi insaturi 0.0g

Colesterolo 0mg

Sodio 526mg

Potassio 386mg

Carboidrati totali 9.2g

Fibre 2.3g

Zuccheri 5.0g

Proteine 2.7g

Vitamina A 125% • Vitamina C 98% • Calcio 4% • Ferro 4%

34.   Barrette di prugne

le prugne potrebbero diminuire il

rischio di cancro al colon costruendo dei batteri chiamati bacteroidetes e firmicutes. Contengono anche potassio, antiossidanti che aiutano aiutano a ridurre il rischio di malattie croniche.

Ingredienti:

1/2 tazza di prugne senza semi

1 tazza di uvetta (tagliata)

1 tazza di acqua

1/2 tazze di Burro

2 Uova

1 cucchiaino di estratto di Vaniglia

1/2 noce, tagliata

1 tazza di farina 00

1 cucchiaino di bicarbonato di sodio

1/4 cucchiaino di Sale

1 Cucchiaio di Olio d'oliva

Preparazione:

Preriscaldare il forno a 160°C.

In una piccola padella, a temperature bassa, unire tutti gli Ingredienti. Mescolare finché il tutto è unito e spesso per 10 minuti. raffreddare completamente. Trasferire in miscuglio di prugne in una padella lunga 20 cm di diametro, infornare per 35 minuti. Far raffreddare prima di tagliare.

Porzione da 164 g

Quantità per porzione:

Calorie 433

Calorie dai grassi 211

Grassi 23.4g

Grassi saturi 12.7g

Colesterolo 114mg

Sodio 529mg

Potassio 399mg

Carboidrati totali 53.2g

Fibre 3.0g

Zuccheri 24.0g

Proteine 6.2g

Vitamina A 16% • Vitamina C 1% • Calcio 4%• Ferro 12%

35.   Stufato di legumi

studi dimostrano che il consumo di legumi diminuiscono la probabilità di contrarre il cancro al colon-retto. I legumi contengono isolflavoni, proteine, vitamina E, vitamina B, lignina, e selenio che potrebbero proteggere contro il cancro al colon

Ingredienti:

1 tazza lenticchie rosse, sciacquate

2 Cucchiai di Cipolla, tagliata

1 Cucchiaio di Olio d'oliva

1 Cucchiaio di Aglio, tagliato

2 gambi di Sedano

1 cucchiaino di cumino, macinato

1 foglia di alloro

1 rametto di timo

3 1/2 tazze di brodo di pollo con poco sodio

3 tazze di acqua

2 Cucchiai di Prezzemolo

1 cucchiaino di Sale

½ cucchiaino di Pepe

Preparazione:

In una padella, a temperatura media, cuocere la cipolla in olio d'oliva. Mischiare occasionalmente finché diventa tenero, per 8 minuti.

Aggiungere l'aglio, il cumino, il timo, la foglia di alloro. Cuocere mischiando, per 1 minuto. Aggiungere il brodo, le lenticchie, l'acqua, il sale e il pepe. Scaldare a fuoco lento e cuocere a fuoco lento, coprendo il tutto parzialmente, e mischiando di tanto in tanto, finché le lenticchie sono tenere o si stanno distruggendo, per circa 45 minuti.

Rimuovere la foglia d'alloro e il timo dalla zuppa. Versare 2 tazze di miscuglio in un mixer e rigettare in padella. Aggiungere il prezzemolo. Guarnire con sale. Da mangiare caldo!

Porzione da 459 g

Quantità per porzione:

Calorie 243

Calorie dai grassi 49

Grassi 5.4g

Grassi saturi 0.9g

Grassi insaturi 0.0g

Colesterolo 0mg

Sodio 1267mg

Potassio 702mg

Carboidrati totali 31.6g

Fibre 15.1g

Zuccheri 2.0g

Proteine 17.1g

Vitamina A 4% • Vitamina C 10% • Calcio 6% • Ferro 26%

36.   Sandwich di Sardine e insalate

le sardine possono ridurre il rischio di cancro al colon per gli acidi grassi omega 3 e la vitamina D.

Ingredienti:

2 fette di pane integrale, tostato

¼ tazza di olio di sardine

1/2 cima di Sedano

1 piccolo pomodoro, finemente a fette

1 foglia di lattuga

10 g. di germogli di erba medica, sciacquati

1 Cucchiaio di Cipolla

1 Cucchiaio di maionese

½ Cucchiaio di aneto

½ Cucchiaio di succo di limone

½ Cucchiaio di mostarda

Sale e pepe q.b.

Preparazione:

In una ciotola media, unire tutti gli Ingredienti tranne la lattuga, I pomodori e i germogli di erba medica. Creare un panino con le foglie di lattuga e le sardine, il Pomodoro e i germogli di erba medica.

Porzione da 154 g

Quantità per porzione:

Calorie 114

Calorie dai grassi 62

Grassi 6.9g

Grassi saturi 0.9g

Grassi insaturi 0.0g

Colesterolo 4mg

Sodio 122mg

Potassio 369mg

Carboidrati totali 11.6g

Fibre 2.7g

Zuccheri 4.5g

Proteine 3.3g

Vitamina A 19% • Vitamina C 32% • Calcio 8% • Ferro 11%

37. Pollo con ceci e funghi

I ceci possono diminuire il rischio di cancro perché contiene fibre che possono essere metabolizzate dai batteri nel colon che producono una grande quantità di acidi grassi. Questi forniscono carburante alle cellule che sono sulle pareti dell'intestino.

Ingredienti:

2 petti di pollo, tagliato a strisce

450g di ceci in lattina, scolati e sciacquati

1 Cucchiaio di Olio d'oliva

240g di funghi misti, a fette

1 Cucchiaio di Aglio, tritato

1 cucchiaino timo secco

Sale e pepe q.b.

¼ tazza di vino bianco secco

1 Cucchiaio burro senza sale

Preparazione:

In una padella media, a temperatura media, soffriggere aglio, funghi e timo in olio d'oliva finché l'aglio diventa dorato, I funghi sono più morbidi e il timo è fragrante, oppure per circa 5 minuti. Aggiungere le strisce di pollo I ceci, il sale, e il pepe e cuocere finché il pollo è leggermente dorato o per 5-6 minuti. Alzare la fiamma a temperatura medio alta. Aggiungere il vino bianco e cuocere finché la maggior parte del liquido è evaporato, o per circa 2-3 minuti. Aggiungere il burro. mischiare e servire.

Porzione da 174 g

Quantità per porzione:

Calorie 611

Calorie dai grassi 154

Grassi 17.1g

Grassi saturi 4.0g

Colesterolo 10mg

Sodio 63mg

Potassio 1275mg

Carboidrati totali 87.7g

Fibre 24.9g

Zuccheri 15.4g

Proteine 27.6g

Vitamina A 5% • Vitamina C 11% • Calcio 16% • Ferro 52%

38.   Frullato che migliora il Sistema immunitario

le arance contengono una grande quantità di limonene nella buccia e nella polpa in quantità minori. Il limonene stimola il Sistema enzimatio a detossificare gli antiossidanti che aiutano a fermare il cancro prima che inizi. Il limonene ferma la crescita anormale delle cellule.

Ingredienti:

2 Arance, sbucciate e tagliate

2 tazze di cavolo verde

½ cucchiaino di curcuma

2 Cucchiai Di miele

1 tazza di Latte a basso contenuto di grassi

1 Carota

Preparazione:

Gettare tutti gli Ingredienti in un frullatore. Frullare bene, trasferire in bicchieri freschi e buon appetito!

Porzione da 428 g

Quantità per porzione:

Calorie 234

Calorie dai grassi 14

Grassi 1.5g

Grassi saturi 0.8g

Grassi insaturi 0.0g

Colesterolo 6mg

Sodio 88mg

Potassio 757mg

Carboidrati totali 52.4g

Fibre 7.1g

Zuccheri 44.5g

Proteine 7.1g

Vitamina A 116%•Vitamina C 209%• Calcio 26% • Ferro 5%

ALTRI TITOLI DELLO STESSO AUTORE

70 ricette efficaci per prevenire e risolvere i vostri problemi di sovrappeso: bruciate velocemente le calorie con una dieta appropriata ed una alimentazione intelligente

di

Joe Correa CSN

48 ricette per risolvere i problemi di acne: un modo veloce e naturale per porre fine ai vostri problemi di acne in meno di 10 giorni!

di

Joe Correa CSN

41 ricette per prevenire l'Alzheimer: riducete o eliminate il vostro stato di Alzheimer in 30 giorni o meno!

di

Joe Correa CSN

70 ricette efficaci contro il cancro al seno: per prevenire e combattere il cancro al seno con una alimentazione intelligente e cibi efficaci.

di

Joe Correa CSN

www.ingramcontent.com/pod-product-compliance
Lightning Source LLC
Chambersburg PA
CBHW051032030426
42336CB00015B/2829